U0270223

中国肾性贫血诊疗
临床实践指南

陈香美 主编

（2021简版）

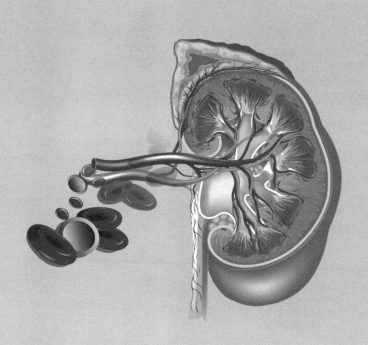

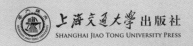

上海交通大学出版社

SHANGHAI JIAO TONG UNIVERSITY PRESS

内容提要

　　肾性贫血是肾脏疾病重要的并发症，影响患者的生活质量，增加肾脏疾病进展、终末期肾脏疾病发生、心血管事件及死亡的风险。本指南针对中国肾性贫血治疗的主要问题，借鉴国内外相关临床实践指南及专家共识，收录中国临床研究证据，提出中国专家观点。本指南系统介绍了肾性贫血的病因与发病机制、诊断流程与病情评估、治疗原则、靶目标与具体方案、治疗低反应性以及特殊肾脏疾病患者贫血的诊疗。本指南的目的在于指导、规范肾性贫血诊断以及红细胞生成刺激剂、低氧诱导因子脯氨酰羟化酶抑制剂和铁剂的合理应用，提高临床对肾性贫血的诊疗水平。

　　本书可供从事肾脏疾病诊疗的临床各级医师学习参考。

图书在版编目（CIP）数据

　　中国肾性贫血诊疗临床实践指南：2021简版/陈香

美主编.—上海：上海交通大学出版社，2021.8

　　ISBN 978-7-313-25187-9

　　Ⅰ.①中…　Ⅱ.①陈…　Ⅲ.①肾性贫血-诊疗-指南

Ⅳ.①R556.9-62

　　中国版本图书馆 CIP 数据核字（2021）第 153303 号

中国肾性贫血诊疗临床实践指南（2021简版）
ZHONGGUO SHENXING PINXUE ZHENLIAO LINCHUANG SHIJIAN ZHINAN
（2021 JIANBAN）

主　　编：陈香美
出版发行：上海交通大学出版社　　　　地　　址：上海市番禺路 951 号
邮政编码：200030　　　　　　　　　电　　话：021-64071208
印　　制：上海万卷印刷股份有限公司　经　　销：全国新华书店
开　　本：880mm×1240mm　1/32　　印　　张：2
字　　数：35 千字
版　　次：2021 年 8 月第 1 版　　　　印　　次：2021 年 8 月第 1 次印刷
书　　号：ISBN 978-7-313-25187-9
定　　价：35.00 元

专家委员会名单

指南制定组

组长：陈香美　中国人民解放军总医院肾脏病医学部
　　　　　　　肾脏疾病国家重点实验室
　　　　　　　国家慢性肾病临床医学研究中心

执笔专家组

组长：陈香美　中国人民解放军总医院肾脏病医学部
　　　　　　　肾脏疾病国家重点实验室
　　　　　　　国家慢性肾病临床医学研究中心

主要成员（按姓氏笔画排序）

　　丁小强　复旦大学附属中山医院肾内科
　　付　平　四川大学华西医院肾内科
　　林洪丽　大连医科大学附属第一医院肾内科
　　孙世仁　中国人民解放军空军军医大学第一附属医院
　　　　　　肾内科
　　孙雪峰　中国人民解放军总医院肾脏病医学部
　　　　　　肾脏疾病国家重点实验室
　　　　　　国家慢性肾病临床医学研究中心

刘文虎　首都医科大学附属北京友谊医院肾内科

何　强　浙江省人民医院肾内科

何娅妮　中国人民解放军陆军军医大学第一附属医院肾内科

汪年松　上海交通大学附属上海市第六人民医院肾内科

杨琼琼　中山大学孙逸仙纪念医院肾内科

倪兆慧　上海交通大学医学院附属仁济医院肾内科

郭志勇　中国人民解放军海军军医大学第一附属医院肾内科

徐　虹　复旦大学附属儿科医院肾内科

蔡广研　中国人民解放军总医院肾脏病医学部

　　　　肾脏疾病国家重点实验室

　　　　国家慢性肾病临床医学研究中心

统稿组

组长：孙雪峰　中国人民解放军总医院肾脏病医学部

　　　　肾脏疾病国家重点实验室

　　　　国家慢性肾病临床医学研究中心

主要成员

李　平　中国人民解放军总医院肾脏病医学部

　　　　肾脏疾病国家重点实验室

　　　　国家慢性肾病临床医学研究中心

朱凤阁　中国人民解放军总医院肾脏病医学部
　　　　肾脏疾病国家重点实验室
　　　　国家慢性肾病临床医学研究中心

讨论专家组（按姓氏笔画排序）

王彩丽　内蒙古科技大学包头医学院第一附属医院肾
　　　　内科

邓跃毅　上海中医药大学附属龙华医院肾内科

孙　林　中南大学湘雅二医院肾内科

李　平　中国人民解放军总医院肾脏病医学部
　　　　肾脏疾病国家重点实验室
　　　　国家慢性肾病临床医学研究中心

李　赟　江西省人民医院肾内科

张景红　中国人民解放军第八五医院肾脏病专科中心

陈意志　中国人民解放军总医院海南医院

苗里宁　吉林大学第二医院肾病内科

邵凤民　河南省人民医院肾内科

林　珊　天津医科大学总医院肾脏内科

胡　昭　山东大学齐鲁医院肾内科

胡文博　青海省人民医院肾内科

赵旭冉　中国人民解放军总医院肾脏病医学部
　　　　肾脏疾病国家重点实验室
　　　　国家慢性肾病临床医学研究中心

查　艳　贵州省人民医院肾内科
　　　　贵州省肾脏泌尿疾病研究所

蒋更如　上海交通大学医学院附属新华医院肾脏风湿
　　　　免疫科

焦军东　哈尔滨医科大学附属第二医院肾内科

谢院生　中国人民解放军总医院肾脏病医学部
　　　　肾脏疾病国家重点实验室
　　　　国家慢性肾病临床医学研究中心

廖蕴华　广西医科大学第一附属医院肾内科

秘书

朱凤阁　中国人民解放军总医院肾脏病医学部
　　　　肾脏疾病国家重点实验室
　　　　国家慢性肾病临床医学研究中心

目　　录

摘要

　　肾性贫血是肾脏疾病重要的并发症,影响患者的生活质量,增加肾脏疾病进展、终末期肾脏疾病发生、心血管事件及死亡的风险。本指南针对中国肾性贫血治疗的主要问题,借鉴国内外相关临床实践指南/专家共识,收录中国临床研究证据,提出中国专家观点,系统介绍了肾性贫血的病因与发病机制、诊断流程与病情评估、治疗原则、靶目标与具体方案、治疗低反应性以及特殊肾脏疾病患者贫血的诊疗。本指南的目的在于指导、规范肾性贫血诊断以及红细胞生成刺激剂、低氧诱导因子脯氨酰羟化酶抑制剂和铁剂的合理应用,提高临床对肾性贫血的诊疗水平。

关键词

　　肾性贫血;诊断;治疗;临床实践指南

Abstract

Renal anemia is an important complication of kidney disease that impairs the quality of life,increases the risk of disease progression,end-stage renal disease,cardiovascular events and death. This guideline focuses on the main problems in the treatment of renal anemia in China,draws on relevant clinical practice guidelines/expert consensus at home and abroad,collects evidence from Chinese clinical research，proposes Chinese expert opinions. This guideline systematically introduces the etiology and pathogenesis，diagnosis procedures and conditions evaluation，treatment principles，targets，plans and hyporesponsiveness in renal anemia，as well as anemia diagnosis and treatment in patients under special conditions. The purpose is to guide and standardize the diagnosis of renal anemia and the appropriate application of erythropoiesis stimulants，hypoxia-inducible factor prolyl hydroxylase inhibitors and iron agents，to improve the clinical practice of renal anemia.

Keywords

Renal anemia；diagnosis；treatment；guideline

一、背景与概述

　　肾性贫血是指各种肾脏疾病导致促红细胞生成素 (erythropoietin，EPO)绝对或相对生成不足，以及尿毒症毒素影响红细胞的生成及其寿命而发生的贫血。肾脏疾病合并的炎症反应、继发性甲状旁腺功能亢进等可加重肾性贫血的进展；并且，肾脏疾病患者也可合并营养不良性贫血、溶血性贫血、出血性贫血、珠蛋白生成障碍性贫血、再生障碍性贫血及血液系统肿瘤等疾病导致的贫血。贫血影响肾脏疾病患者的生活质量[1,2]，增加肾脏疾病进展、终末期肾脏疾病、心血管事件及死亡的风险[2~4]。

　　中国非透析慢性肾脏病(chronic kidney disease，CKD)患者总体贫血患病率为 28.5%～72.0%，并随 CKD 进展而增加，透析患者贫血患病率高达 91.6%～98.2%（见表 1）；887 例接受活体供肾移植的患者，肾移植 1、3、6、12 个月贫血患病率分别为 84.3%、39.5%、26.2% 和 21.6%[5]。

表1　CKD贫血患病率/%

作者	病例数量	非透析CKD患者						透析患者
		总体	1期	2期	3期	4期	5期	
Li,等[6]	2 420	51.5	22.4	30.0	51.1	79.2	90.2	—
林,等[7]	845	52.1	22.0	37.0	45.4	85.1	98.3	98.2
保,等[8]	465	72.0	24.2	43.8	63.2	88.6	99.4	—
阎,等[9]	2 464	61.0	20.0	43.3	56.2	77.6	64.3	—
阿,等[10]	425	48.5	14.3	23.3	50.0	83.6	94.1	—
李,等[11]	525	44.4	—	—	30.4	64.3	88.9	96.1
何,等[12]	1 619	94.9	—	—	83.0	94.7	97.8	91.6
Wang,等[13]	462	28.5	17.8		42.9	87.5	100.0	—
Li,等[14]	2 924	—	16～36			65.8	80.2	

目前,中国肾性贫血临床诊治规范化现状仍不令人满意。据统计,全国6个城市9个中心2 388例透析患者中,85.3%的患者接受EPO治疗,21.0%的患者接受静脉铁注射,40.7%的患者口服铁剂;但59.3%的患者治疗后血红蛋白<110 g/L[6]。2 420例CKD非透析患者中,只有39.8%的贫血患者接受EPO治疗,27.1%的患者接受铁剂治疗;22.7%的患者血红蛋白低至70 g/L时才开始治疗,治疗后血红蛋白达到110～120 g/L者仅有8.2%[7]。

我们组建了由肾脏病和血液净化专家组成的指南编写委员会,针对如何规范诊断肾性贫血,如何规范红细胞生成刺激剂(erythropoiesis-stimulating agents,ESAs)应用的时机和靶目标,如何评估铁状态以及铁剂应用的时机和靶目标,如何制订非透析、血液透析、腹膜透析患者贫血治疗方案和肾移植、儿童、老年与糖尿病患者的贫血治疗方案,以及如何规范应用低氧诱导因子脯氨酰羟化酶抑制剂(hypoxia-inducible factor prolyl hydroxylase inhibitors,HIF-PHI)这6个主要临床问题,委员会检索Pubmed、中国知网(China National Knowledge Internet,CNKI)及中国生物医学文献数据库(China Biology Medicine disc,CBMdisc)发表的英文和中文论文,分析论文是否可以回答主要临床问题,并评价论文的证据等级。参照《日本慢性肾脏病患者肾性贫血指南》采用的推荐强度和证据等级相结合方法,推荐强度分为:[1]推荐;[2]建议。证据等级分为:A 高度确定(荟萃分析等);B 中度确定(随机对照研究等);C 低度确定(观察性研究等);D 很低度确定(专家共识、专家意见等)以及 E 未分级:不能明确推荐[8]。推荐意见采用专家一致性原则,存在不同专家意见时,采用投票大于2/3的专家意见。同时,借鉴和参考了目前国内外 CKD 贫血相关临床指南,召开了6次专家讨论会,进行修改和定稿,共同编制了《中国肾性贫血诊疗临床实践指南》(2021 简版)。本指南系统介绍了肾性贫血的病因与发病机制、诊断与病情评估、治疗原则、靶目标与具体方案、治疗低反应性以及特殊肾脏疾病患者贫血的诊疗。目的在于指导、规范肾性贫血诊断以及 ESAs、铁剂和 HIF-PHI 的合理应用,提高国内针对肾性贫血的诊疗水平。

二、肾性贫血的机制

肾脏疾病导致贫血的病因与发病机制包括：红细胞生成减少、红细胞破坏增加及红细胞丢失增加（见表2）。

表2　肾脏疾病导致贫血的原因与发病机制

红细胞生成减少	红细胞破坏增加	红细胞丢失增加
EPO 生成不足	尿毒症毒素	透析失血
EPO 活性降低	甲状腺功能亢进	化验失血
铁缺乏及代谢障碍	红细胞脆性增加	
营养不良		
甲状旁腺功能亢进		
炎症状态		
尿毒症毒素		

肾移植术后急性排斥反应会导致 EPO 水平急剧下降，体内急、慢性感染及免疫抑制药物均可引起 EPO 抵抗[9]，使用的多种免疫抑制剂（包括霉酚酸酯、硫唑嘌呤等）均存在骨髓抑制作用[10]（见表3）。

表3　肾移植术后贫血的原因和发病机制

早期 PTA*（<6 个月）	后期 PTA*（>6 个月）
围手术期失血	EPO 生成不足
术后频繁抽血化验	EPO 活性降低
大剂量免疫抑制剂的骨髓抑制作用	造血物质缺乏
术后肾功能延迟恢复	感染（微小病毒 B19、巨细胞病毒等）
	免疫抑制药物影响

* PTA：post transplantation anemia，肾移植术后贫血。

三、肾性贫血的诊断与监测

（一）肾性贫血的诊断流程及检测项目

▼ **推荐意见**

- 肾脏疾病贫血患者,应做系统检查以明确非肾性贫血的病因(1D)。
- 通过系统检查除外合并的贫血疾病后,才能确诊肾性贫血(1D)。
- 肾性贫血患者应进一步诊断加重贫血的危险因素(1D)。

　　贫血的诊断标准:居住于海平面地区的成年人,男性血红蛋白(hemoglobin,Hb)＜130 g/L,非妊娠女性 Hb＜120 g/L,妊娠女性 Hb＜110 g/L,可诊断为贫血;但应考虑患者的年龄、种族、居住地海拔高度对 Hb 的影响[11]。

　　肾脏疾病的贫血诊断是复杂的临床问题,只有系统规范地检查和评估,才能进行正确诊断。多项国际临床实践指南均推荐对 CKD 患者应进行系统的贫血评估[8,12~14],指南编写专家参照国际临床实践指南的建议,依据肾脏疾病贫血的常见病因,提出了肾脏疾病贫血的诊断流程和检测项目(见图 1)。

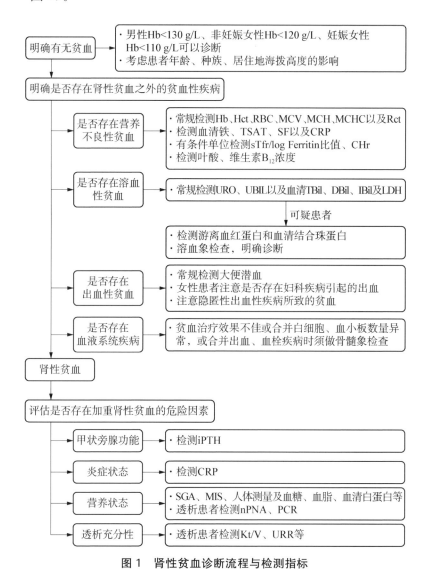

图 1　肾性贫血诊断流程与检测指标

注：Hb：血红蛋白（hemoglobin）；Hct：血细胞比容（hematocrit）；RBC：红细胞计数（red blood cell count）；MCV：平均红细胞体积（mean corpuscular volume）；MCH：平均红细胞血红蛋白量（mean corpuscular hemoglobin）；MCHC：平均红细胞血红蛋白浓度（mean corpuscular hemoglobin concentration）；Rtc：网织红细胞计数（reticulocyte count）；SI：血清铁（serum iron）；TIBC：总铁结合力（total iron binding capacity）；TSAT：转铁蛋白饱和度（transferrin saturation）；SF：血清铁蛋白（serum ferritin）；CRP：C反应蛋白（C-reactive protein）；sTfR/log ferritin：血清可溶性转铁蛋白受体（soluble transferrin receptor）/铁蛋白对数（log ferritin）的比值；CHr：网织红细胞血红蛋白（reticulocyte hemoglobin content）；URO：尿胆原（urobilinogen）；UBIL：尿胆红素（urine Bilirubin）；Tbil：血清总胆红素（total bilirubin）；Dbil：直接胆红素（direct bilirubin）；Ibil：间接胆红素（indirect bilirubin）；LDH：乳酸脱氢酶（lactate dehydrogenase）；Ham's试验：酸化血清溶血试验；Coombs试验：抗人球蛋白试验；iPTH：全段甲状旁腺激素（intact parathyroid hormone）；SGA：主观综合营养评估（subjective global assessment）；MIS：营养不良炎症评分法（malnutrition inflammation score）；nPNA：标化氮表现率蛋白当量（normalized protein nitrogen appearance）；PCR：蛋白分解代谢率（protein catabolic rate）；Kt/V：尿素清除指数；URR：尿素下降率（urea reduction ratio）。

（二）肾性贫血患者的监测

▼ **推荐意见**

● 3期以上CKD患者应常规进行贫血筛查（1D）。

● 合并贫血和贫血初始治疗阶段的CKD患者，至少每月检测1次血常规、网织红细胞计数以及SF和TSAT（1C）。

● 贫血维持治疗阶段或Hb较为稳定的CKD患者，至少每3个月检测1次血常规以及SF和TSAT（1C）。

8

- 针对 CKD 贫血患者进行 CHr、sTfR/log ferritin 比值及血清/血浆 CRP 检测,有助于准确评估铁状态（2D）。
- 可疑存在非肾性贫血或 ESAs 治疗低反应的患者,应检测血清叶酸、维生素 B_{12},必要时进行骨髓象检查（1D）。

CKD 患者红细胞寿命缩短,透析患者红细胞寿命可缩短至 60～90 天[15]。增加 Hb 检测频率可增加患者 Hb 稳定性。2 763 个透析中心 436 442 透析患者回顾性研究的纵向模型分析结果显示,血红蛋白测量频率从每月 1 次增加到每周 1 次,Hb 维持在平均值 ± 10 g/L 和 ± 20 g/L 范围内的患者比例分别增加 7% 和 6%[16]。

铁缺乏不仅是缺铁性贫血的病因,也是肾性贫血 ESAs 治疗低反应的主要病因。铁缺乏包括机体铁储备不足引起的绝对铁缺乏,以及小肠上皮细胞和巨噬细胞内铁向血液中转运障碍,导致机体内储存铁不能有效利用引起的功能性铁缺乏。

CKD 患者铁缺乏的诊断标准尚未确立。一般认为非透析患者或腹膜透析患者 SF≤100 μg/L 且 TSAT≤20% 为绝对铁缺乏,SF 100～500 μg/L 且 TSAT≤20% 为功能性铁缺乏;血液透析患者 SF≤200 μg/L 且 TSAT≤20% 为绝对铁缺乏[17,18]。CHr < 29 pg[15,19] 和（或）sTfR/log ferritin 比

值＞2[20]，提示功能性铁缺乏。

多项国际临床实践指南推荐了 CKD 患者的贫血检测和铁状态评估频次，总体而言，CKD 3 期患者以上应至少每年检测 1 次 Hb；ESAs 初始治疗阶段的患者应至少每月检测 1 次 Hb，以评估铁状态；ESAs 维持治疗阶段或没有使用 ESAs 治疗的患者应至少每 3 个月检测 1 次 Hb，以评估铁状态[12~14]。

四、肾性贫血的治疗总原则、靶目标及管理

（一）肾性贫血总体治疗原则

治疗肾性贫血应首先纠正加重贫血的可逆因素,治疗前及治疗期间应评估铁状态,对于存在绝对铁缺乏的患者应给予补充铁剂治疗。在行 ESAs/HIF‑PHI 治疗过程中,应依据 Hb 变化幅度调整剂量,避免 Hb 波动幅度过大。出现治疗低反应时,应再次评估是否存在感染、继发性甲状旁腺功能亢进、铝中毒、药物及透析不充分等加重贫血的危险因素,以及是否合并其他导致贫血的疾病,并给予相应治疗。

（二）肾性贫血治疗靶目标

▼ **推荐意见**

- 肾性贫血治疗的 Hb 靶目标为:Hb≥110 g/L,但不超过 130 g/L(1A)。

- 肾性贫血患者,应依据患者年龄、透析方式、生理需求及并发症情况个体化调整 Hb 靶目标(2D)。

- 存在脑卒中、冠心病及肿瘤等病史患者,应根据原发病情况调整 ESAs/HIF‑PHI 治疗的 Hb 靶目标(2,未分级)。
- 肾性贫血治疗的铁代谢指标的靶目标为：SF>100 μg/L,且 TSAT>20%,或者 CHr>29 pg/红细胞和(或)sTfR/log ferritin 比值≤2(1B)。
- 肾性贫血患者,应维持 SF 200～500 μg/L,TSAT 20%～50%(2B)。
- 肾性贫血治疗期间,应密切监测 ESAs/HIF‑PHI 及铁剂的不良反应,并给予及时治疗(1,未分级)。

MIRACLE‑CKD 研究纳入 2851 例 Hb<110 g/L 的非透析 CKD 患者,生存分析显示 Hb≥110 g/L 组患者的肾脏存活率明显高于 Hb<110 g/L 者[21]。24 项随机试验 10 361 名患者的荟萃分析结果显示,与低 Hb 靶目标(Hb 约 100 g/L)相比,高 Hb 靶目标(Hb 约为 130 g/L)的病死率风险显著增加 18%,高血压风险增加 40%,脑卒中风险增加 73%,以及住院风险增加 7%[22]。17 个随机对照研究的荟萃分析证实,高 Hb 靶目标的患者生活质量没有得到改善[23]。

非透析 CKD 患者的随机对照研究结果显示,补充静脉铁剂维持 SF 100～200 μg/L 或 400～600 μg/L,12 个月以上随访期间估算的肾小球滤过率(eGFR)保持稳定[24]。42 230 例血液透析 1 年以上患者随访 8 年的研究中,SF 300～

800 μg/L 和 TSAT 30%～50%的患者全因死亡率最低[25]。也有学者认为血液透析患者维持 TSAT 在 45%～50%，有利于体内铁正平衡，并且血管、心脏和内分泌器官发生疾病的风险较低[26]。

多项国际临床实践指南推荐了 CKD 贫血治疗的 Hb 和铁代谢指标靶目标值。总体而言，建议接受 ESAs 治疗的 CKD 透析和非透析患者，Hb 浓度在 110～120 g/L 范围内，不应大于 130 g/L；ESAs 治疗期间血液透析患者维持 SF＞200 μg/L，且 TSAT＞20% 或 CHr＞29 pg/红细胞；非透析 CKD 患者和腹膜透析患者维持 SF＞100 μg/L，且 TSAT＞20%[27]。

五、肾性贫血的治疗

（一）红细胞生成因子刺激剂（ESAs）治疗

▼ 推荐意见

- ESAs 可有效治疗肾性贫血（1A），但治疗前应尽可能纠正铁缺乏或炎症状态等加重肾性贫血的危险因素（1D）。

- ESAs 治疗前应权衡减少输血及贫血相关症状带来的获益与 ESAs 治疗可能引起的脑卒中、高血压、肿瘤等风险（1B）。既往存在脑卒中、恶性肿瘤病史或活动性肿瘤患者应仔细评估肿瘤进展、脑卒中再发风险，谨慎使用 ESAs（2C）。

- 纠正绝对铁缺乏后 Hb<100 g/L 的患者，给予 ESAs 治疗（1C）；不建议 Hb≥100 g/L 的非透析 CKD 患者开始使用 ESAs 治疗（2B）；尽量避免血液透析患者 Hb<90 g/L 时才开始使用 ESAs 治疗，为提高部分血红蛋白>100 g/L 患者的生活质量，可给予个体化 ESAs 治疗（2，未分级）。

- 根据 CKD 患者 Hb 水平和临床情况选择 ESAs 种类，并决定 ESAs 初始治疗剂量（1D）。具体剂量：
  - rHuEPO：每周 50～150 IU/kg，分 1～3 次给药。
  - 达依泊汀 α：0.45 μg/kg，每 1～2 周给药 1 次。
  - CERA：0.6 μg/kg，每 2～4 周给药 1 次。
- ESAs 初始治疗 Hb 速度控制在每月 10～20 g/L；若每月血红蛋白增长速度＞20 g/L，应减少 ESAs 剂量的 25%～50%。若每月血红蛋白增长速度＜10 g/L，应将 ESAs 的剂量每次增加 20 IU/kg，每周 3 次（2D）。
- ESAs 治疗期间，Hb 达到 115 g/L 时，应将 ESAs 剂量减少 25%；Hb 升高且接近 130 g/L 时，应暂停 ESAs 治疗，并监测血红蛋白变化，Hb 开始下降时应将 ESAs 剂量降低约 25% 后重新给药；Hb 达到目标值时，推荐减少 ESAs 剂量，而不是停用 ESAs，除非出现明显的严重不良反应（1D）。
- CKD 非透析患者和腹膜透析患者选择 ESAs 皮下注射给药，特殊情况下也可采用静脉注射给药；规律血液透析治疗患者应选择 ESAs 静脉或皮下注射给药（2B）。
- 疑似或诊断抗 EPO 抗体诱导的单纯红细胞再生障碍性贫血（PRCA）患者停止 ESAs 治疗（1A）。
- 高剂量 ESAs 增加心血管事件和死亡及肿瘤复发的

> 风险,Hb≥90 g/L 且合并心力衰竭 CKD 患者不建议使用 ESAs 治疗(2B);既往存在恶性肿瘤病史或有活动性肿瘤的 CKD 患者,Hb 靶目标<100 g/L(2D)。

ESAs 是促红细胞生成素的类似物,包括重组人红细胞生成素(rHuEPO)、达依泊汀 α 及 CERA 3 种制剂,其中 rHuEPO 为短效 ESAs,达依泊汀 α 和 CERA 为长效 ESAs。3 种类型的 ESAs 均能明显减少 CKD 患者的输血次数及减轻贫血相关症状[28~31]。目前,尚无充分的证据表明这 3 种类型的 ESAs 在提高血红蛋白水平、引起的不良反应及改善生活质量方面存在差异[32~34]。

对 13 933 例肿瘤患者的荟萃分析结果显示,使用 ESAs 治疗增加了全试验阶段的病死率,降低了总体生存率[35]。此外,ESAs 还会增加肿瘤患者的脑卒中、血栓风险[36];但是,荟萃分析结果也证实接受化疗、Hb<100 g/L 的Ⅳ期肿瘤患者,达依泊汀 α 治疗 12 周 72%患者 Hb 增加>10 g/L,需要输血的患者减少了 24%,而且在治疗期间未发现其他的不良事件[37]。

对 93 087 例血液透析患者的回顾性分析中,以 Hb 110~120 g/L 为参考值,Hb<100 g/L 患者的死亡风险增加 64%;而 Hb 120~130 g/L 患者的死亡风险减少 21%[38]。对于合并无症状性缺血性心脏病等高风险患者,Hb 在 90~100 g/L 之间使用 ESAs 治疗,有利于 Hb 维持在 100 g/L[39]。292 例

未接受 ESAs 治疗的非透析 CKD 患者中,口服铁剂(元素铁 200 mg/d)4 周,21.6% 患者 Hb 增加 > 10 g/L,其他患者第 8、12、24 和 52 周 Hb 增加 > 10 g/L 的比例分别为 11.1%、19.9%、25.9% 和 28.7%[24]。因此,建议肾性贫血患者 ESAs 治疗前应纠正铁缺乏;纠正绝对铁缺乏后如果 Hb < 100 g/L,应给予 ESAs 治疗。多项国内外临床实践指南和专家共识均推荐根据 ESAs 治疗期间 Hb 的变化程度,调整 ESAs 的剂量[8,13,14,27,40,41]。

ESAs 治疗引发的抗 EPO 抗体介导的纯红细胞再生障碍性贫血(pure red cell aplasia,PRCA)通常发生在 ESAs 治疗 6~8 个月后[42]。最有效的治疗是进行肾移植,其次是使用环孢素、皮质类固醇和环磷酰胺等免疫抑制剂治疗。目前,首选环孢素[42~44]。

TREAT 研究结果显示,ESAs 治疗组较安慰剂组脑卒中风险增加 1.92 倍[45],其中存在脑卒中病史和 ESAs 治疗是新发脑卒中的独立危险因素[13]。CHOIR 研究二次分析结果显示,高剂量(> 20 000 IU/周)ESAs 组较低剂量(< 20 000 IU/周)ESAs 组治疗 4 个月时患者的死亡、心肌梗死、心力衰竭住院及脑卒中的终点事件危险比增加 57%[43]。31 项随机对照研究 12 956 例 CKD 患者的荟萃分析证实,ESAs 前 3 个月的治疗剂量每增加 10 000 IU,全因死亡风险增加 1.42 倍[44]。13 项随机对照研究 3 172 例心力衰竭患者的荟萃分析结果显示 ESAs 治疗未显著降低病死率和住院率,且增加血栓事件的发生率[46]。2017 年,ACC/AHA/HFSA 指

南建议 ESAs 不用于合并心力衰竭的贫血患者[47]。

2012 年,《KDIGO 贫血临床实践指南》建议:伴有活动性恶性肿瘤或恶性肿瘤病史,请谨慎使用 ESAs;Hb≥100 g/L 患者不需要使用 ESAs,Hb<100 g/L 患者则应用 ESAs 治疗,避免 Hb<90 g/L[13]。

(二)铁剂治疗

▼ **推荐意见**

- 存在绝对铁缺乏患者,无论是否接受 ESAs 治疗,应给予铁剂治疗(1B)。

- 存在功能性铁缺乏患者,应权衡治疗获益与风险后决定是否给予铁剂治疗(2D)。

- 开始铁剂治疗之前,应首先评价 Hb 水平和铁代谢状态,寻找并处理铁缺乏的潜在原因。对铁剂治疗的途径、剂量和疗程的选择,应权衡治疗获益与风险后决定(2,未分级)。

- 透析前 CKD 患者和腹膜透析患者,应首先选择口服途径补铁治疗 1~3 个月;如不耐受或无效,可转为行静脉铁剂治疗(1A)。血液透析患者常规选择静脉铁剂治疗,建议青壮年血液透析贫血患者可选择高剂量低频次静脉铁剂治疗(2B)。

- 老年血液透析患者尽量避免高剂量静脉铁剂冲击治疗(2C)。

- 铁剂治疗后 Hb 无进一步升高或减少 ESAs 剂量的需求,且排除活动性感染及肿瘤等因素影响,满足以下任何一项铁超载标准应停止铁剂治疗:
  - SF>800 μg/L 和 TSAT>50%(2C)。
  - HRC%<10%和(或)CHr>33 pg/红细胞或 sTfR<1 000 μg/L(2C)。
- 任何静脉铁剂都可能出现危及生命的超敏反应。在首次静脉铁剂治疗时,输注的前 60 min 应对患者进行生命体征监护,同时需配备必要的急救药品(1C)。
- 存在全身活动性感染的 CKD 贫血患者时,应避免静脉铁剂治疗(2C)。

CKD 透析前和腹膜透析患者 SF<100 μg/L 和(或)TSAT<20%,血液透析患者 SF<200 μg/L 和(或)TSAT<20%,不能满足成熟红细胞生成的需求[47]。补充铁剂可以避免或推迟 ESAs 治疗,提高 ESAs 治疗患者 Hb 水平或减少 Hb 达标所需要的 ESAs 剂量[41]。

117 050 例血液透析患者中,短期内(1 个月)大剂量给药与感染相关住院风险和病死率增加相关,而维持给药或者低剂量给药感染相关住院或全因死亡的风险与未使用铁剂者无显著差异[48]。13 249 例老年血液透析贫血患者的回顾性研究结果显示,SF>500 μg/L 患者,2 周内右旋糖酐铁剂量500 mg 增加感染和心血管死亡风险[49]。DOPPS 研究证据提示老年血液透析患者采用限制性静脉铁剂治疗具有更优的疗效和安全性[24,50]。

多项国际指南指出,当 CKD 患者 SF<800 μg/L 和 TSAT<50%时,铁剂和 ESAs 治疗即可以保持 Hb 水平在 110~120 g/L;建议铁超载指标水平为 TSAT>50%,SF> 800 μg/L;HRC% < 10%,CHr > 33 pg/RBC,sTfR < 1 000 μg/L[8,51]。58 058 例血液透析患者队列研究结果显示, SF≥800 ug/L 与高病死率有关[52]。13 249 血液透析患者的回顾性研究表明,SF 中高水平(500~800 μg/L)患者积极进行铁治疗可增加感染和心血管死亡风险;与 SF≥1 200 μg/L 停药相比,SF<500~800 μg/L 时,停止静脉铁剂治疗心血管死亡风险较低[49]。

尽管目前国际指南仍推荐血液透析患者优先选择行静脉铁剂治疗,CKD-ND 和 PD 患者可选择口服铁剂治疗[53]。但是,REVCOKE 及 FIND-CKD 研究证明,对于 CKD 3~4 期铁缺乏贫血患者,静脉铁剂治疗升高 Hb 的平均水平和速度显著高于口服铁剂,而不良反应及严重不良反应无统计学差异[25,54]。24 项随机对照研究的荟萃分析结果表明,无论是对于 CKD-ND 还是 CKD-5D 的患者,静脉铁剂治疗比口服铁剂治疗更有助于提升 Hb 水平,改善 ESAs 治疗的反应性,减少 ESAs 的剂量[55]。

静脉铁剂的严重过敏反应将危及生命。葡萄糖酸铁、蔗糖铁以及小分子右旋糖酐铁过敏反应发生率分别为 0.9/百万人、0.6/百万人及 3.3/百万人[56,57]。应充分考虑静脉铁剂治疗潜在的风险,在输注时须密切监测生命体征[57]。

(三) 低氧诱导因子脯氨酰羟化酶抑制剂（HIF - PHI)治疗

▼ **推荐意见**

- HIF - PHI 有效治疗肾性贫血,包括非透析与透析 CKD 患者(1A);口服治疗可增加非透析 CKD 患者和腹膜透析患者治疗便利性(2,未分级)。

- 患者血红蛋白<100 g/L,可考虑给予 HIF - PHI 治疗(2,未分级)。

- HIF - PHI 治疗肾性贫血应监测铁代谢状态,需要时应联合铁剂治疗;口服铁剂治疗在多数患者可达到和静脉铁剂一样的效果(2B)。

- HIF - PHI 治疗的 Hb 靶目标参考 ESAs,维持 Hb≥110 g/L,但不超过 130 g/L(2,未分级)。

- HIF - PHI 起始剂量按照患者体重,并结合患者既往使用 ESAs 剂量以及基础 Hb 水平、铁代谢等多种因素确定(2C)。

- HIF - PHI 治疗期间应定期监测 Hb 水平,根据 Hb 水平调整剂量,维持 Hb 稳定在靶目标范围内(1B)。

　　HIF - PHI 是一种新型治疗肾性贫血的小分子口服药物,通过促进机体内源性生理浓度的 EPO 生成及受体表达,促进与铁代谢相关蛋白的表达,同时降低铁调素水平,综合调控机体促进红细胞的生成[58,59]。罗沙司他是中国国家食品和药品监督管理局批准上市的全球第一个HIF-PHI类药物。

2项多中心、前瞻、随机对照研究结果显示,罗沙司他能有效提升血液透析与腹膜透析患者的血红蛋白水平[60,61]。2项透析患者多中心、开放标签研究汇总分析结果显示,无论既往是否接受过ESAs治疗,转换至罗沙司他的治疗后均可有效纠正肾性贫血,并维持Hb稳定[62]。中国非透析CKD患者的多中心、前瞻、随机对照研究结果显示,罗沙司他可有效提升非透析CKD患者血红蛋白水平[63]。此外,欧美的多项多中心、随机对照Ⅲ期临床研究也同样显示罗沙司他在非透析、腹膜透析和血液透析肾性贫血患者中治疗有效[64~66]。

目前,没有针对HIF-PHI起始治疗时机的研究,参考罗沙司他临床试验及结合ESAs治疗时机,建议HIF-PHI类药物治疗时机为Hb<100 g/L。包括6个随机对照试验(RCT)研究1 001例非透析CKD患者和透析患者的荟萃分析结果显示,罗沙司他降低铁调素和铁蛋白水平,增加总铁结合力,提示罗沙司他治疗可增加铁利用而降低铁储备,同样需要铁剂治疗[67]。血液透析和腹膜透析患者中的随机开放标签研究结果显示,在罗沙司他治疗期间,口服铁剂与静脉注射铁剂具有相同的升高Hb疗效的作用[68]。中国患者试验数据显示,应用罗沙司他联合口服铁剂可有效治疗肾性贫血[60,63]。但是,目前HIF-PHI治疗时铁剂的治疗时机、

铁状态指标的监测时机与频率、合适的铁剂治疗靶目标仍尚未明确。建议参照 ESAs 治疗肾性贫血的相关建议执行。

HIF‑PHI 类药物是在生理范围内提高 EPO 水平,可避免大剂量 ESAs 时体内 EPO 水平的过度升高。因此,HIF‑PHI 治疗肾性贫血的 Hb 靶目标能否提高,能否获得进一步的获益还有待于深入研究。目前,建议 HIF‑PHI 治疗肾性贫血的 Hb 靶目标参考 ESAs,维持 Hb≥110 g/L,但不超过 130 g/L。基于中国患者的罗沙司他 2 项Ⅲ期临床研究结果,建议透析患者为每次 100 mg(<60 kg 体重)或 120 mg(≥60 kg 体重),非透析患者为每次 70 mg(<60 kg 体重)或 100 mg(≥60 kg 体重),口服给药,每周 3 次;起始治疗阶段每 2 周进行一次血红蛋白检测;根据患者当前的 Hb 水平及过去 4 周内 Hb 的变化,每 4 周进行一次剂量阶梯调整,剂量调整方法见表 4[60,63]。

表 4　罗沙司他剂量阶梯调整方案

过去 4 周 Hb 变化/(g/L)	剂量调整时 Hb 水平/(g/L)			
	≤105	105～120	120～130	≥130
≤-10	增加	增加	无变化	暂停给药,监测 Hb;当 Hb<120 g/L,降低一个阶梯剂量,恢复给药
-10～10	增加	无变化	降低	
≥10	无变化	降低	降低	

2781 例非透析 CKD 患者的多中心、随机、双盲、安慰剂对照研究结果显示,罗沙司他组与安慰剂组的心血管不良事件发生率分别为 22.8% 和 21.3%,充血性心力衰竭、急性心

肌梗死等严重心血管不良事件发生率分别为 12.6% 和 11.4%,2 组间均无显著差异。提示罗沙司他治疗非透析 CKD 患者,没有增加心血管事件的风险[69]。

基于中国患者的罗沙司他 2 项Ⅲ期临床研究结果,发生率>5%的不良事件包括上呼吸道感染、高血压、高钾血症、外周水肿、代谢性酸中毒、恶心、虚弱及转氨酶异常。但是,由于受 HIF 调控的下游靶基因众多,并且作为新上市的药物,HIF‑PHI 的安全性尚需要通过更长时间和更多受试者的应用才能确定[58,60,61,63,70]。

六、肾性贫血治疗低反应的原因及对策

▼ **推荐意见**

- 基于体重计算的合适剂量 ESAs 治疗 1 个月后,Hb 较基线值未增加定义为 ESAs 初始治疗低反应性;为维持血红蛋白稳定需要 2 次增加 ESAs 剂量,且增加的剂量超过稳定剂量的 50% 定义为获得性 ESAs 低反应(2D)。

- 对于肾性贫血治疗低反应的患者,应评估是否存在加重肾性贫血的危险因素及是否合并其他导致贫血的疾病,并针对病因进行治疗(1,未分级)。

- ESAs 治疗低反应的患者应避免 ESAs 使用剂量超过起始剂量或稳定剂量的 2 倍(2D)。

- 对于纠正肾性贫血治疗低反应病因后仍存在 ESAs 低反应的患者,应权衡高剂量 ESAs 或输血治疗的获益和风险,行个体化选择治疗(2,未分级)。

按照患者体重计算的适量 ESAs 治疗 1 个月后,Hb 水平与基线值相比无增加,为 ESAs 初始治疗低反应。稳定剂量的 ESAs 治疗后,为维持 Hb 稳定需要 2 次增加 ESAs 剂量,且增加的剂量超过稳定剂量的 50%,为获得性 ESAs 低反应[13]。其中,EPO 低反应性指皮下注射 rHuEPO 达到 300 IU/(Kg·W)(20 000 IU/W)或静脉注射 rHuEPO 达到 500 IU/(Kg·W)(30 000 IU/W)治疗 4 个月后,Hb 仍不能达到或维持靶目标值者。在 1 872 例 CKD 患者的 TREAT 研究中,起始给予基于体重计算的 2 倍达依泊汀 α 剂量后,Hb 升高<2%定义为达依泊汀 α 起始低反应性[71]。HIF‑PHI 低反应定义目前尚不清楚,由于 HIF‑PHI 初始剂量与最大剂量之间的差距较小,难以参照 ESAs 低反应性定义 HIF‑PHI 低反应性。

肾性贫血治疗低反应的最主要原因是铁缺乏和 ESAs 低反应性,但也包括慢性炎症状态、恶性肿瘤、免疫性疾病的活跃、透析不充分、继发性甲状旁腺功能亢进、铝中毒、营养不良、叶酸或维生素 B_{12} 缺乏、血液系统肿瘤(如多发性骨髓瘤和骨髓增生异常综合征等)、珠蛋白生成障碍性贫血、骨髓纤维化、rHuEPO 抗体引起纯红细胞再生障碍性贫血、脾亢进、左卡尼汀缺乏、容量负荷过重及药物相互反应等加重肾性贫血的危险因素及合并其他贫血性疾病。

ESAs 低反应性的处理:首先筛查潜在病因,针对特定病因进行治疗;其次对于纠正肾性贫血治疗低反应病因后仍存在 ESAs 低反应的患者,应评估 Hb 下降、继续 ESAs 治疗和输血治疗的风险,行个体化治疗;ESAs 最大剂量不应高于初始剂量或稳定剂量(基于体重计算)的 2 倍。对于存在绝铁缺乏的患者,应给予静脉或口服铁剂治疗;对于铁蛋白为 $500\sim800\,\mu g/L$、存在功能性铁缺乏的患者,可尝试行 HIF‑PHI 治疗,通过下调铁调素,从而提高铁剂的利用。

七、特殊人群肾性贫血的治疗

（一）肾移植术后贫血（post transplantation anemia，PTA）的治疗

▼ 推荐意见

- PTA 治疗 Hb 目标值为 125～130 g/L(2B)。
- PTA 的铁剂治疗参照 CKD 贫血患者(2,未分级)。
- 移植早期 PTA 不建议使用 ESAs 治疗（2C）。
- 除了紧急情况下，不建议对肾移植患者行输血治疗（2C）。
- 应关注药物诱发的 PTA，应根据患者病情合理选择药物(1D)。

肾移植术后贫血分为：①移植早期 PTA，指肾移植术后6个月之内合并的贫血；②移植后期 PTA，指移植术后6个月之后发生的贫血。移植早期 PTA 发病率约为 50%，最常见原因为铁缺乏、围手术期的血液丢失以及营养不良；移植后期 PTA 发病率为 25%～35%[72~74]，主要与肾功能减退相关。

CAPRIT 研究证实,对 PTA 患者行 ESAs 治疗血红蛋白 130~150 g/L 组较 105~115 g/L 组的肾功能保存及心血管事件均明显获益[75]。Mohiuddin 等[76] 的研究和 Martinez 等[8] 的研究均显示,移植后早期使用 ESA 均不能改善患者的贫血状况以及保护肾功能。并且,存在铁缺乏但不贫血也是肾移植后患者死亡增加的危险因素之一[77];PTA 患者使用静脉铁剂能升高血红蛋白及延缓肾功能衰竭的进展[76]。肾移植 1 年内进行过输血治疗的患者,供体特异性抗体(donor specific antibody,DSA)明显高于非输血患者,且术后抗体介导的排斥反应(antibody mediated rejection,AMR)也高于非输血组[78]。

药物是 PTA 发生的常见危险因素。霉酚酸酯、硫唑嘌呤、西罗莫司、血管紧张素转化酶抑制剂、血管紧张素受体拮抗剂以及抗病毒药物等可能引起 PTA[79]。但是,除非引起患者严重 PTA,否则不应因过于担心这类药物引发贫血的不良反应而拒用此类药物。应根据具体患者的具体病情选择此类药物。

(二)急性肾损伤(acute kidney injury,AKI)合并贫血的诊治

▼ 推荐意见

- AKI 合并贫血患者应做全面检查和系统评估,明确贫血的病因诊断以及影响贫血程度与治疗反应的各种因素(1,未分类)。

- AKI 合并贫血患者应针对不同原发病和病因给予相应的治疗(1,未分类)。
- AKI 合并肾性贫血时,可使用 ESAs 治疗,具体治疗方案同 CKD 肾性贫血(2D)。
- 基于目前的循证证据,不支持 ESAs 预防和治疗 AKI (1A)。
- 建议开展 HIF-PHI 预防和治疗 AKI 以及 AKI 合并肾性贫血的临床研究(2,未分类)。

AKI 患者常常合并贫血,约 90% 的院内获得性 AKI 患者发生贫血[80,81]。AKI 患者贫血的病因可根据是否由肾功能损伤引起分为 2 类:①肾功能损伤引起的肾性贫血;②非肾功能损伤引起的贫血,包括发生 AKI 存在的慢性贫血和(或)大出血、溶血、药物、严重感染、骨髓移植及多发性骨髓瘤等血液系统肿瘤等导致 AKI 的疾病和病因直接引起的贫血。

AKI 合并贫血时尤应全面检查和系统评估各种贫血的可能病因和影响贫血程度与治疗反应的各种因素。首先,应诊断贫血是否为引起 AKI 的病因或是由其他疾病所致,其次,应诊断是否存在 AKI 发病前的慢性贫血,排除上述疾病引起的贫血,可初步诊断为肾性贫血。

对于 AKI 患者贫血的治疗,首先是针对不同原发病和病因给予相应的治疗,包括及时有效止血,积极控制感染和溶血,及时停用有骨髓抑制作用的药物,适时规范补充铁剂等。AKI 病程较长且肾功能未恢复或 AKI 病程难以确定但可明确排除其他非肾性贫血患者,可应用 ESAs 治疗[82]。

ESAs 除改善贫血外,具有潜在抗凋亡、促增殖、抗氧化、减轻炎症反应和促血管新生作用,可能还具有预防和治疗 AKI 的作用[83~86]。但是 EARLYARF 试验结果显示,ESAs 治疗未改善 AKI 患者的预后[87]。在心脏术后 ESAs 治疗的临床研究中,也未证实 ESAs 的肾脏保护作用和抗炎作用[88]。

HIF‐PHI 通过稳定 HIF‐1α、激活 HIF 下游靶基因,可减轻缺血再灌注损伤[89,90];减少细胞凋亡和炎症反应,减轻顺铂诱导的肾脏损伤[91]。然而,目前尚未有 HIF‐PHI 应用于 AKI 的临床研究。

(三)儿童肾性贫血的治疗

▼ **推荐意见**

- 儿童肾性贫血的诊断标准:0.5～5.0 岁,Hb<110 g/L;5.0～12.0 岁,Hb<115 g/L;12.0～15.0 岁,Hb<120 g/L;15 岁以上男性 Hb<130 g/L,女性 Hb<120 g/L(1,未分级)。

- 儿童肾性贫血的治疗时机:Hb<110 g/L(2D)。

- 儿童肾性贫血治疗的靶目标:Hb 110～130 g/L(2,未分类)。

- 铁剂的治疗时机:无论是否应用 ESAs,SF<100 μg/L,且 TSAT<20%,应给予铁剂补充治疗(1D)。

- 铁剂治疗途径：非透析和腹膜透析的肾性贫血 CKD 患儿优先选择口服铁剂；血液透析患儿建议静脉铁剂(2,未分类)。

- 铁剂治疗的靶目标：非透析和腹膜透析 CKD 患儿 SF 维持在 100～500 μg/L，血液透析患儿维持 SF 200～500 μg/L(2,未分类)。

- 静脉铁剂停止治疗时机：SF>300 μg/L，TSAT>50%(2,未分类)。

- ESAs 治疗时机：开始 ESAs 治疗的 Hb 水平应个体化，并评估治疗利弊(2D)。

- ESA 治疗剂量：单位体重剂量略高于成人(2,未分类)。

- 符合器官移植要求的 CKD 贫血患儿，应尽可能避免红细胞输注(1C)。

- CKD 贫血患儿，应根据临床表现，而非 Hb 水平决定是否输血(2,未分类)。

贫血是儿童 CKD 最常见并发症之一。中国相关研究数据显示，CKD 患儿贫血发生率，2 期为 9.09%～11.8%、3 期为 27.12%～58.5%、4 期为 69.35%～87.5%、5 期为 95.82%～100%[92,93]。

儿童贫血的定义为 Hb 水平低于正常同年龄、同性别儿童的第 5 百分位数。Hb 水平参照 2008 年世界卫生组织(WHO)颁布的儿童贫血标准[94](见表 5)。

表5　儿童肾性贫血诊断标准（世界卫生组织标准）

年龄/岁	血红蛋白/g/L
0.5～5	＜110
5～12	＜115
12～15	＜120
15～18	男：＜130；女：＜120

儿童肾性贫血的诊断流程及检测项目与成人一致，同样应定期监测血常规、网织红细胞和铁代谢指标。CKD患儿的Hb检测频率建议依据有无贫血史、CKD分期、以及是否行腹膜透析或血液透析治疗[13,95]，见表6。

表6　儿童肾性贫血血红蛋白(Hb)评估频率

CKD分期	血红蛋白(Hb)检测频率	
	贫血史(－)	贫血史(＋)
CKD 1	至少每年1次	至少每年1次
CKD 2	至少每年1次	至少每年1次
CKD 3	至少每6～12月1次	至少每3月1次
CKD 4	至少每3～6月1次	至少每3月1次
CKD 5 非透析	至少每3～6月1次	至少每3月1次
CKD 5 腹膜透析（PD）	至少每3月1次	至少每3月1次
CKD 5 血液透析（HD）	至少每3月1次	至少每月1次

研究显示，与 Hb≥110 g/L 组 CKD 患儿相比，Hb＜110 g/L组患儿左心室肥厚发生率高[96]；透析后1年的住院

风险、死亡风险明显增加[97],而且生活质量也显著降低[98];Hb≥120 g/L 组腹膜透析患儿的生活质量优于 Hb<110 g/L 组和 110~120 g/L 组[99]。

对于存在绝对铁缺乏(SF<100 μg/L 且 TSAT<20%)的 CKD 贫血患儿均应补充铁剂治疗。非透析和腹膜透析的 CKD 贫血患儿建议优先选择口服途径补充铁剂,口服铁元素的剂量为 2~3 mg/(kg·d),最大剂量为 6 mg/(kg·d),单日最大剂量为 150~300 mg/d,单次或分 2~3 次给药;血液透析的贫血患儿建议选择静脉铁剂,每次 1~2 mg/kg,单次最大剂量<100 mg,每 2 周 1 次,1 个疗程累计总量不超过 1 g[95]。对于重度贫血、铁储备严重缺乏的患儿,可以考虑给予负荷量的静脉铁剂 6 mg/(kg·d),单次最大量<200 mg,2 周之后给予维持量每次 1~2 mg/kg[100]。建议非透析和腹膜透析 CKD 患儿 SF 维持在 100~500 μg/L,血液透析患儿 SF 维持在 200~500 μg/L[101];SF>300 μg/L 且 TSAT>50% 应停用静脉补铁[95,102]。

ESAs 治疗前须评估治疗获益和潜在危害。一方面 ESAs 可以减少输血,改善患儿贫血症状、生活质量,但另一方面 ESAs 具有升高血压、促进肿瘤进展等不良反应。儿童与成人相比,具有较高的代谢清除率;因此儿童 ESAs 单位体重治疗剂量高于成人。rHuEPO 初始剂量一般为每周 80~120 U/kg,分 2~3 次给药;达依泊汀 α 初始剂量为 0.45 μg/kg,每周 1 次或 0.75 μg/kg,每 2 周 1 次[97]。非血液透析的 CKD 患儿适宜皮下注射,而血液透析患儿可皮下或静脉注射[94,103]。ESAs 开始治疗或改变剂量后,每 1～2 周检测 1 次 Hb 水平;Hb 水平达标且稳定后,CKD 非透析患儿应至少每 3 月检测 1 次 Hb 水平,透析患儿应至少每月检测 1 次 Hb 水平[94,95]。

CKD 患儿输血需慎重。对于 CKD 患儿特别是等待肾移植者,应尽量避免输血以减少同种致敏的风险。对于 ESAs 低反应患儿,或存在肿瘤病史等需慎用 ESAs 治疗时,也应在权衡利弊后决定是否输血。对于急性失血、急性溶血、脓毒血症等严重感染患儿,或需要在手术前迅速提升 Hb 水平患儿,在权衡利弊后方可决定是否输血[94,103]。

(四)老年人肾性贫血的治疗

▼ **推荐意见**

- 老年肾性贫血的诊断标准参照成人标准,男性 Hb<130 g/L 或女性 Hb<120 g/L(2,未分级)。
- 老年肾性贫血治疗时机:Hb<100 g/L(1,未分级)。
- 老年肾性贫血治疗的靶目标参照成人标准:Hb 110～130 g/L,但需个体化调整(1D)。
- 铁剂与 ESA 治疗时机、途径、靶目标参照成人标准(2,未分级)。
- 老年发生 ESAs 低反应率高,Hb<70 g/L 且有贫血症状需考虑输血(2,未分级)。

老年 CKD 贫血缺少明确定义，目前，采用的标准为男性 Hb<130 g/L 或女性 Hb<120 g/L。老年 CKD 贫血主要原因为肾性贫血，但需要排除营养性贫血、失血、溶血和其他疾病引发的贫血，常见疾病包括存在营养不良（缺乏铁、叶酸、维生素 B_{12}、其他维生素和微量元素），消化道慢性失血（萎缩性胃炎、胃溃疡、炎症性肠病、消化道肿瘤、使用非甾体抗炎药物、使用抗凝药物等），慢性炎症（关节炎、类风湿关节炎），骨髓造血功能下降，性激素（睾酮和雌激素）分泌减少导致的铁调素增加等[104]。

因老年 CKD 患者的共患疾病、日常活动情况具有特殊性，故需根据老年个人情况权衡治疗的获益。对于有活动性恶性肿瘤或近期有恶性肿瘤病史的老年患者，特别是有望治愈的患者，不建议使用 ESAs。对于有脑卒中史的老年患者也不建议使用 ESAs。老年 CKD 贫血的 Hb 治疗靶目标尚不清楚，Hb<100 g/L 需要治疗，但高 Hb 并未显示对老年患者生活质量的改善作用。因此，需要以患者为中心进行个体化处理[105]。

老年 CKD 发生 ESAs 低反应的概率较高，这与营养不良、炎症、铁缺乏、合并用药有关。Hb<70 g/L 且合并贫血症状以及血液动力学不稳定的患者需要考虑输血。有基础心血管疾病和需要大手术的患者，输血指征可提高至 Hb<80 g/L。存在 ESAs 抵抗、无肾移植计划者，可以放宽输血标准[106]。

（五）糖尿病患者肾性贫血的治疗

▼ **推荐意见**

- 糖尿病肾病患者在 CKD2 期应开始筛查 Hb，以评估铁、叶酸、维生素 B_{12} 等营养状态以及铁蛋白、转铁蛋白等铁代谢指标(2B)。
- 糖尿病肾病患者合并贫血或铁代谢异常应立即启动治疗(2B)。
- 糖尿病肾病患者贫血要注意是否与血糖控制不良等糖尿病治疗相关(2C)。
- 糖尿病肾病患者贫血治疗 Hb 靶目标、ESAs/HIF - PHI 和铁剂治疗方案，可参照非糖尿病肾病患者的贫血治疗方案(1D)。

糖尿病肾病患者贫血发生率为 67%，中重度贫血发生比例为 60%；而同期非糖尿病肾病患者贫血发生率为 39%，中重度贫血患者比例为 20%[107]。糖尿病患者中血糖控制良好者贫血患病率显著低于血糖控制不佳者[108,109]。贫血不但是加速糖尿病患者病情进展的独立因素，而且是诱发心血管疾病、糖尿病视网膜病变的重要危险因素，可加重糖尿病神经病变和糖尿病足，降低患者的生活质量[108]。

建议糖尿病肾病患者应在 CKD2 期即开始筛查 Hb，评估铁、叶酸、维生素 B_{12} 等营养状态以及铁蛋白、转铁蛋白等铁代谢指标，发现异常立即启动贫血治疗[109~111]。在诊治过程中若发现贫血,同样需要明确是否为营养不良性贫血,注意排除溶血性、失血性和血液系统恶性疾病,尤其要注意贫血是否和既有的糖尿病相关治疗相关,是否和血糖控制不佳或药物不良反应密切相关,以便及时调整血糖控制策略和改善贫血[112,113]。鉴于目前缺乏糖尿病肾病肾性贫血治疗的循证医学证据,因而肾性贫血的治疗时机和 Hb 靶目标,以及 ESAs/HIF‐PHI 和铁剂治疗方案可参照前述肾性贫血进行治疗[108]。

八、肾性贫血治疗展望

过去30年治疗肾性贫血的主要药物是ESAs和铁剂。大剂量ESAs治疗可能增加心脑血管事件、血栓形成、血压升高、脑卒中及促进肿瘤生长等风险;大剂量静脉铁剂应用可能诱发严重过敏反应、氧化应激、心血管疾病及感染等不良事件,并且频繁注射后患者的依从性不佳。

肾性贫血治疗的发展方向是研发长效ESAs和持续性、高选择性EPO受体激动剂以及内源性EPO诱导剂;减少注射次数,并研发口服剂型。HIF-PHI作为一种具有全新作用机制的口服药物,具有与ESAs相似的治疗肾性贫血的效果;它可通过激活HIF通路,促进内源性EPO生成,改善铁的吸收、转运和利用,下调铁调素水平等途径起到治疗效果,且其疗效受炎症状态影响较小,这些都将为肾性贫血开辟全新的治疗途径。今后可进一步研发铁调素拮抗剂及生成抑制剂,改善铁剂吸收与利用,提高ESAs敏感性与有效性。这些新型药物的研发与应用,都将提高CKD贫血的治疗效果。

参 考 文 献

［1］ Eriksson D, Goldsmith D, Teitsson S, et al. Cross-sectional survey in CKD patients across Europe describing the association between quality of life and anaemia ［J］. BMC Nephrol, 2016,17(1): 97.

［2］ Hoshino J, Muenz D, Zee J, et al. CKDopps investigators. associations of hemoglobin levels with health-related quality of life, physical activity, and clinical outcomes in persons with stage 3 - 5 nondialysis CKD ［J］. J Ren Nutr, 2020,30(5): 404 - 414.

［3］ Thorp ML, Johnson ES, Yang X, et al. Effect of anaemia on mortality, cardiovascular hospitalizations and end-stage renal disease among patients with chronic kidney disease ［J］. Nephrology (Carlton), 2009,14(2): 240 - 246.

［4］ Zoppini G, Targher G, Chonchol M, et al. Anaemia, independent of chronic kidney disease, predicts all-cause and cardiovascular mortality in type 2 diabetic patients ［J］. Atherosclerosis, 2010,210 (2): 575 - 580.

［5］ Huang Z, Song T, Fu L, et al. Post-renal transplantation anemia at 12 months: prevalence, risk factors, and impact on clinical outcomes ［J］. Int Urol Nephrol, 2015,47(9): 1577 - 1585.

［6］ Zhou QG, Jiang JP, Wu SJ, et al. Current pattern of Chinese dialysis units: a cohort study in a representative sample of units ［J］. Chin Med J (Engl), 2012,125(19): 3434 - 3439.

［7］ Li Y, Shi H, Wang WM, et al. Prevalence, awareness, and treatment of anemia in Chinese patients with nondialysis chronic kidney disease: First multicenter, cross-sectional study ［J］. Medicine (Baltimore), 2016,95(24): e3872.

［8］ 日本透析医学会.慢性腎臓病患者における腎性貧血治療のガイド
ライン［J］.透析会誌,2016,49(2)：89‐158.

［9］ 李明霞,叶启发,彭贵主.肾移植术后一年贫血危险因素分析［J］.中
华移植杂志(电子版),2017,11(1)：15‐18.

［10］ Augustine JJ，Knauss TC，Schulak JA，et al. Comparative effects of
sirolimus and mycophenolate mofetil on erythropoiesis in kidney
transplant patients［J］. Am J Transplant，2004,4(12)：2001‐2006.

［11］ World Health Organization. Iron deficiency anaemia：assessment，
prevention and control. a guide for programme managers［EB/
OL］. Geneva，Switzerland，World Health Organization，2001
［2001］. https：//www. who. int/nutrition/publications/en/ida_
assessment_prevention_control. pdf.

［12］ KDOQI；National Kidney Foundation. KDOQI clinical practice
guidelines and clinical practice recommendations for Anemia in
chronic kidney disease［J］. Am J Kidney Dis，2006,47(5 Suppl 3)：
S11‐145.

［13］ KDIGO Clinical Practice Guideline Working Group. KDIGO
clinical practice guideline for anemia in chronic kidney disease
［J］. Kidney Int，2012，Suppl(2)：1‐335.

［14］ National Institute of Health and Care Excellence. Chronic kidney
disease：managing anaemia. NICE Guideline NG8［EB/OL］.
NIH，2015［2015‐06‐03］. https：//www. nice. org. uk/
guidance/ng8.

［15］ Sato Y，Mizuguchi T，Shigenaga S，et al. Shortened red blood cell
lifespan is related to the dose of erythropoiesis-stimulating agents
requirement in patients on hemodialysis［J］. Ther Apher Dial，
2012,16(6)：522‐528.

［16］ Khan I，Krishnan M，Kothawala A，et al. Association of dialysis
facility-level hemoglobin measurement and erythropoiesis-
stimulating agent dose adjustment frequencies with dialysis facility-
level hemoglobin variation：a retrospective analysis［J］. BMC
Nephrol，2011(12)：22.

［17］ Gafter-Gvili A，Schechter A，Rozen-Zvi B，et al. Iron deficiency
anemia in chronic kidney disease［J］. Acta Haematol，2019；142

(1)：44 - 50.

[18] Stancu S, Stanciu A, Zugravu A, et al. Bone marrow iron, iron indices, and the response to intravenous iron in patients with non-dialysis-dependent CKD [J]. Am J Kidney Dis, 2010,55(4)：639 - 647.

[19] Zeidan A, Bhandari S. Anemia in peritoneal dialysis patients：iron repletion, current and future therapies [J]. Perit Dial Int, 2017,37 (1)：6 - 13.

[20] Gelaw Y, Woldu B, Melku M. The role of reticulocyte hemoglobin content for diagnosis of iron deficiency and iron deficiency anemia, and monitoring of iron therapy：a literature review [J]. Clin Lab, 2019,65(12).

[21] Hayashi T, Uemura Y, Kumagai M, et al; MIRACLE-CKD study group. effect of achieved hemoglobin level on renal outcome in non-dialysis chronic kidney disease (CKD) patients receiving epoetin beta pegol：MIRcera clinical evidence on renal survival in CKD patients with renal anemia (MIRACLE-CKD Study) [J]. Clin Exp Nephrol, 2019,23(3)：349 - 361.

[22] Jing Z, Wei-jie Y, Nan Z, et al. Hemoglobin targets for chronic kidney disease patients with anemia：a systematic review and meta-analysis [J]. PLoS One, 2012;7(8)：e43655.

[23] Collister D, Komenda P, Hiebert B, et al. The Effect of erythropoietin-stimulating agents on health-related quality of life in anemia of chronic kidney disease：a systematic review and meta-analysis [J]. Ann Intern Med, 2016,164(7)：472 - 478.

[24] Macdougall IC, Bock AH, Carrera F, et al; FIND-CKD study investigators. renal function in patients with non-dialysis chronic kidney disease receiving intravenous ferric carboxymaltose：an analysis of the randomized FIND-CKD trial [J]. BMC Nephrol, 2017,18(1)：24.

[25] Karaboyas A, Morgenstern H, Pisoni RL, et al. Association between serum ferritin and mortality：findings from the USA, Japan and European Dialysis Outcomes and Practice Patterns Study [J]. Nephrol Dial Transplant, 2018,33(12)：2234 - 2244.

[26] Wish JB, Aronoff GR, Bacon BR, et al. Positive iron balance in

chronic kidney disease: how much is too much and how to tell? [J] Am J Nephrol, 2018;47(2): 72 - 83.

[27] KDOQI. KDOQI clinical practice guideline and clinical practice recommendations for anemia in chronic kidney disease: 2007 update of hemoglobin target [J]. Am J Kidney Dis, 2007,50(3): 471 - 530.

[28] Revicki DA, Brown RE, Feeny DH, et al. Health-related quality of life associated with recombinant human erythropoietin therapy for predialysis chronic renal disease patients [J]. Am J Kidney Dis, 1995,25(4): 548 - 554.

[29] Provenzano R, Garcia-Mayol L, Suchinda P, et al; Power study group. once-weekly epoetin alfa for treating the anemia of chronic kidney disease [J]. Clin Nephrol, 2004,61(6): 392 - 405.

[30] Roger SD, Kolmakova E, Fung M, et al. Darbepoetin alfa once monthly corrects anaemia in patients with chronic kidney disease not on dialysis [J]. Nephrology (Carlton), 2014,19(5): 266 - 274.

[31] Roger SD, Locatelli F, Woitas RP, et al. C. E. R. A. once every 4 weeks corrects anaemia and maintains haemoglobin in patients with chronic kidney disease not on dialysis [J]. Nephrol Dial Transplant, 2011,26(12): 3980 - 3986.

[32] Palmer SC, Saglimbene V, Mavridis D, et al. Erythropoiesis-stimulating agents for anaemia in adults with chronic kidney disease: a network meta-analysis [J]. Cochrane Database Syst Re, 2014,2014(12): CD010590.

[33] Wilhelm-Leen ER, Winkelmayer WC. Mortality risk of darbepoetin alfa versus epoetin alfa in patients with CKD: systematic review and meta-analysis [J]. Am J Kidney Dis, 2015, 66(1): 69 - 74.

[34] Furukawa T, Okada K, Abe M, et al. Randomized controlled trial of darbepoetin α versus continuous erythropoietin receptor activator injected subcutaneously once every four weeks in patients with chronic kidney disease at the pre-dialysis stage [J]. Int J Mol Sci, 2015,16(12): 30181 - 30189.

［35］ Bohlius J，Schmidlin K，Brillant C，et al. Recombinant human erythropoiesis-stimulating agents and mortality in patients with cancer：a meta-analysis of randomised trials［J］. Lancet，2009，373 (9674)：1532－1542.

［36］ Hazzan AD，Shah HH，Hong S，et al. Treatment with erythropoiesis-stimulating agents in chronic kidney disease patients with cancer［J］. Kidney Int，2014，86(1)：34－39.

［37］ Boccia RV，Henry DH，Belton L，et al. Efficacy and safety of darbepoetin alfa initiated at hemoglobin ≤10 g/dL in patients with stage Ⅳ cancer and chemotherapy-induced anemia［J］. Cancer Med，2016，5(12)：3445－3453.

［38］ Roberts TL，Foley RN，Weinhandl ED，et al. Anaemia and mortality in haemodialysis patients：interaction of propensity score for predicted anaemia and actual haemoglobin levels［J］. Nephrol Dial Transplant，2006，21(6)：1652－1662.

［39］ Palmer SC，Navaneethan SD，Craig JC，et al. Meta-analysis：erythropoiesis-stimulating agents in patients with chronic kidney disease［J］. Ann Intern Med，2010，153(1)：23－33.

［40］ 肾性贫血诊断和治疗共识中国专家组.肾性贫血诊断与治疗中国专家共识［J］.中华肾脏病杂志，2013，29(5)：389－392.

［41］ 中国医师协会肾内科医师分会.肾性贫血诊断与治疗中国专家共识(2014修订版)［J］.中华肾脏病杂志，2014，30(9)：712－716.

［42］ Macdougall IC，Roger SD，de Francisco A，et al. Antibody-mediated pure red cell aplasia in chronic kidney disease patients receiving erythropoiesis-stimulating agents：new insights ［J］. Kidney Int，2012，81(8)：727－732.

［43］ Szczech LA，Barnhart HX，Inrig JK，et al. Secondary analysis of the CHOIR trial epoetin-alpha dose and achieved hemoglobin outcomes［J］. Kidney Int，2008，74(6)：791－798.

［44］ Koulouridis I，Alfayez M，Trikalinos TA，et al. Dose of erythropoiesis-stimulating agents and adverse outcomes in CKD：a metaregression analysis［J］. Am J Kidney Dis，2013，61(1)：44－56.

［45］ Pfeffer MA，Burdmann EA，Chen CY，et al；TREAT

Investigators. A trial of darbepoetin alfa in type 2 diabetes and chronic kidney disease [J]. N Engl J Med, 2009,361(21): 2019 - 2032.

[46] Kotecha D, Ngo K, Walters JA, et al. Erythropoietin as a treatment of anemia in heart failure: systematic review of randomized trials [J]. Am Heart J, 2011,161(5): 822 - 831.

[47] Kang J, Park J, Lee JM, et al. The effects of erythropoiesis stimulating therapy for anemia in chronic heart failure: A meta-analysis of randomized clinical trials [J]. Int J Cardiol, 2016,218: 12 - 22.

[48] Locatelli F, Bárány P, Covic A, et al; ERA-EDTA ERBP advisory board. kidney disease: improving global outcomes guidelines on anaemia management in chronic kidney disease: a European Renal Best Practice position statement [J]. Nephrol Dial Transplant, 2013,28(6): 1346 - 1359.

[49] Macdougall IC. Intravenous iron therapy in patients with chronic kidney disease: recent evidence and future directions [J]. Clin Kidney J, 2017,10(Suppl 1): i16 - i24.

[50] Singh H, Reed J, Noble S, et al; United States iron sucrose (venofer) clinical trials group. effect of intravenous iron sucrose in peritoneal dialysis patients who receive erythropoiesis-stimulating agents for anemia: a randomized, controlled trial [J]. Clin J Am Soc Nephrol, 2006,1(3): 475 - 482.

[51] Canavese C, Bergamo D, Ciccone G, et al. Validation of serum ferritin values by magnetic susceptometry in predicting iron overload in dialysis patients [J]. Kidney Int, 2004,65(3): 1091 - 1098.

[52] Ghoti H, Rachmilewitz EA, Simon-Lopez R, et al. Evidence for tissue iron overload in long-term hemodialysis patients and the impact of withdrawing parenteral iron [J]. Eur J Haematol, 2012, 89(1): 87 - 93.

[53] Kliger AS, Foley RN, Goldfarb DS, et al. KDOQI US commentary on the 2012 KDIGO Clinical Practice Guideline for Anemia in CKD [J]. Am J Kidney Dis, 2013 Nov;62(5): 849 -

59.

[54] Goddard AF, James MW, McIntyre AS, et al; British society of gastroenterology. guidelines for the management of iron deficiency anaemia [J]. Gut, 2011,60(10): 1309 - 1316.

[55] Locatelli F, Aljama P, Bárány P, et al; European best practice guidelines working group. revised european best practice guidelines for the management of anaemia in patients with chronic renal failure [J]. Nephrol Dial Transplant, 2004,19 (Suppl 2): 1 - 47.

[56] Krishnan M, Weinhandl ED, Jackson S, et al. Comorbidity ascertainment from the ESRD medical evidence Report and Medicare claims around dialysis initiation: a comparison using US renal data system data [J]. Am J Kidney Dis, 2015,66(5): 802 - 812.

[57] Kalantar-Zadeh K, Regidor DL, McAllister CJ, et al. Time-dependent associations between iron and mortality in hemodialysis patients [J]. J Am Soc Nephrol, 2005,16(10): 3070 - 3080.

[58] Locatelli F, Del Vecchio L, De Nicola L, et al. Are all erythropoiesis-stimulating agents created equal? [J] Nephrol Dial Transplant, 2020 Mar 24: gfaa034.

[59] Maxwell PH, Eckardt KU. HIF prolyl hydroxylase inhibitors for the treatment of renal anaemia and beyond [J]. Nat Rev Nephrol, 2016,12(3): 157 - 168.

[60] Chen N, Hao C, Liu BC, et al. roxadustat treatment for anemia in patients undergoing long-term dialysis [J]. N Engl J Med, 2019, 381(11): 1011 - 1022.

[61] Akizawa T, Iwasaki M, Yamaguchi Y, et al. Phase 3, randomized, double-blind, active-comparator (darbepoetin alfa) study of oral roxadustat in CKD patients with anemia on hemodialysis in japan [J]. J Am Soc Nephrol, 2020,31(7): 1628 - 1639.

[62] Akizawa T, Ueno M, Shiga T, et al. Oral roxadustat three times weekly in ESA - naïve and ESA - converted patients with anemia of chronic kidney disease on hemodialysis: Results from two phase 3 studies [J]. Ther Apher Dial, 2020,24(6): 628 - 641.

［63］ Chen N, Hao C, Peng X, et al. Roxadustat for Anemia in Patients with Kidney Disease Not Receiving Dialysis ［J］. N Engl J Med, 2019,381(11): 1001－1010.

［64］ Ciro Esposito1, Botond Csiky, Avtandil Tataradze, et al. Two Phase 3, Multicenter, Randomized Studies of Intermittent Oral Roxadustat in Anemic CKD Patients on (PYRENEES) and Not on (ALPS) Dialysis ［EB/OL］. 2019 ASN. SA-PO225. https://www. asn-online. org/education/kidneyweek/2019/program-abstract. aspx? controlId＝3234790.

［65］ Steven Fishbane, Mohamed A. El-Shahawy, Roberto Pecoits-Filho, et al. OLYMPUS: A Phase 3, Randomized, Double-Blind, Placebo-Controlled, International Study of Roxadustat Efficacy in Patients with Non-Dialysis-Dependent (NDD) CKD and Anemia ［EB/OL］. 2019 ASN. TH－OR023. https://www. asn-online. org/education/kidneyweek/2019/program-abstract. aspx? controlId＝323 6530.

［66］ Steven Fishbane, Carol A. Pollock, Mohamed A. El-Shahawy, et al. ROCKIES: An International, Phase 3, Randomized, Open-Label, Active-Controlled Study of Roxadustat for Anemia in Dialysis-Dependent CKD Patients ［EB/OL］. 2019 ASN. TH－OR022. https://www. asn-online. org/education/kidneyweek/2019/program－abstract. aspx? controlId＝3234991.

［67］ Liu J, Zhang A, Hayden JC, et al. Roxadustat (FG－4592) treatment for anemia in dialysis-dependent (DD) and not dialysis-dependent (NDD) chronic kidney disease patients: A systematic review and meta-analysis ［J］. Pharmacol Res, 2020,155: 104747.

［68］ Besarab A, Chernyavskaya E, Motylev I, et al. Roxadustat (FG－4592): Correction of Anemia in Incident Dialysis Patients ［J］. J Am Soc Nephrol, 2016,27(4): 1225－1233.

［69］ Fishbane S, El-Shahawy MA, Pecoits-Filho R, et al. Roxadustat for treating anemia in patients with CKD not on dialysis: results from a randomized phase 3 study ［J］. J Am Soe Nephrol, 2021;32(3): 737－755.

［70］ Kurata Y, Tanaka T, Nangaku M. Hypoxia-inducible factor prolyl hydroxylase inhibitor in the treatment of anemia in chronic kidney disease [J]. Curr Opin Nephrol Hypertens, 2020, 29(4): 414 - 422.

[71] Solomon SD, Uno H, Lewis EF, et al; Trial to Reduce Cardiovascular Events with Aranesp Therapy (TREAT) Investigators. Erythropoietic response and outcomes in kidney disease and type 2 diabetes [J]. N Engl J Med, 2010, 363(12): 1146 - 1155.

[72] Gafter-Gvili A, Cohen E, Avni T, et al. Predicting the emergence of anemia—A large cohort study [J]. Eur J Intern Med, 2015, 26 (5): 338 - 343.

[73] Vanrenterghem Y, Ponticelli C, Morales JM, et al. Prevalence and management of anemia in renal transplant recipients: a European survey [J]. Am J Transplant, 2003, 3(7): 835 - 845.

[74] Lorenz M, Kletzmayr J, Perschl A, et al. Anemia and iron deficiencies among long-term renal transplant recipients [J]. J Am Soc Nephrol, 2002, 13(3): 794 - 797.

[75] Choukroun G, Kamar N, Dussol B, et al; CAPRIT study Investigators. Correction of postkidney transplant anemia reduces progression of allograft nephropathy [J]. J Am Soc Nephrol, 2012, 23(2): 360 - 368.

[76] Mohiuddin MK, El-Asir L, Gupta A, et al. Perioperative erythropoietin efficacy in renal transplantation [J]. Transplant Proc, 2007, 39(1): 132 - 134.

[77] Eisenga MF, Minovic I, Berger SP, et al. Iron deficiency, anemia, and mortality in renal transplant recipients [J]. Transpl Int, 2016, 29(11): 1176 - 1183.

[78] Ferrandiz I, Congy-Jolivet N, Del Bello A, et al. Impact of Early Blood Transfusion After Kidney Transplantation on the Incidence of Donor-Specific Anti-HLA Antibodies [J]. Am J Transplant, 2016, 16(9): 2661 - 2669.

[79] Yabu JM, Winkelmayer WC. Posttransplantation anemia: mechanisms and management. Clin J Am Soc Nephrol, 2011, 6(7):

1794 - 1801.

[80] Hu SL, Said FR, Epstein D, et al. The impact of anemia on renal recovery and survival in acute kidney injury [J]. Clin Nephrol, 2013,79(3): 221 - 228.

[81] Hales M, Solez K, Kjellstrand C. The anemia of acute renal failure: association with oliguria and elevated blood urea [J]. Ren Fail, 1994;16(1): 125 - 131.

[82] Liangos O, Pereira BJ, Jaber BL. Anemia in acute renal failure: role for erythropoiesis-stimulating proteins [J]? Artif Organs, 2003,27(9): 786 - 791.

[83] Shen S, Jin Y, Li W, et al. Recombinant human erythropoietin pretreatment attenuates acute renal tubular injury against ischemia-reperfusion by restoring transient receptor potential channel-6 expression and function in collecting ducts [J]. Crit Care Med, 2014,42(10): e663 - 672.

[84] Kongkham S, Sriwong S, Tasanarong A. Erythropoietin Administration Promotes Expression of VEGF in Renal Ischemic-Reperfusion Injury in Rat Model [J]. J Med Assoc Thai, 2016,99 (Suppl 4): S246 - 255.

[85] Wang S, Zhang C, Li J, et al. Erythropoietin protects against rhabdomyolysis-induced acute kidney injury by modulating macrophage polarization [J]. Cell Death Dis, 2017,8(4): e2725.

[86] Kwak J, Kim JH, Jang HN, et al. Erythropoietin Ameliorates Ischemia/Reperfusion-Induced Acute Kidney Injury via Inflammasome Suppression in Mice [J]. Int J Mol Sci, 2020, 21 (10): 3453.

[87] Endre ZH, Walker RJ, Pickering JW, et al. Early intervention with erythropoietin does not affect the outcome of acute kidney injury (the EARLYARF trial) [J]. Kidney Int, 2010, 77(11): 1020 - 1030.

[88] de Seigneux S, Ponte B, Weiss L, et al. Epoetin administrated after cardiac surgery: effects on renal function and inflammation in a randomized controlled study [J]. BMC Nephrol, 2012,13: 132.

[89] Xu XL, Song NN, Zhang X, et al. Renal protection mediated by

hypoxia inducible factor-1α depends on proangiogenesis function of miR - 21 by targeting thrombospondin 1 ［J］. Transplantation, 2017,101(8)：1811 - 1819.

［90］ Jiao X, Xu X, Fang Y, et al. miR - 21 contributes to renal protection by targeting prolyl hydroxylase domain protein 2 in delayed ischaemic preconditioning ［J］. Nephrology（Carlton）, 2017,22(5)：366 - 373.

［91］ Yang Y, Yu X, Zhang Y, et al. Hypoxia-inducible factor prolyl hydroxylase inhibitor roxadustat（FG - 4592）protects against cisplatin-induced acute kidney injury ［J］. Clin Sci（Lond）, 2018, 132(7)：825 - 838.

［92］ 缪千帆.儿童慢性肾脏病的病因及并发症的临床研究［D］.上海：复旦大学,2014：1 - 83.

［93］ 付倩,刘小荣,陈植,等.单中心 371 例儿童慢性肾脏病 2～5 期回顾性研究［J］.中华实用儿科临床杂志,2020,35(5)：338 - 343.

［94］ Benoist BD, Mclean E, Egli I, et al. Worldwide prevalence of anaemia 1993 - 2005；WHO global database on anaemia ［EB/OL］. Geneva：World Health Organization, 2008.

［95］ 刘小荣.儿童慢性肾脏病贫血诊断与治疗专家共识［J］.中国实用儿科杂志,2018,33(07)：493 - 497.

［96］ Mitsnefes MM, Kimball TR, Kartal J, et al. Progression of left ventricular hypertrophy in children with early chronic kidney disease：2-year follow-up study ［J］. J Pediatr, 2006,149(5)：671 - 675.

［97］ Warady BA, Ho M. Morbidity and mortality in children with anemia at initiation of dialysis ［J］. Pediatr Nephrol, 2003,18(10)：1055 - 1062.

［98］ Gerson A, Hwang W, Fiorenza J, et al. Anemia and health-related quality of life in adolescents with chronic kidney disease ［J］. Am J Kidney Dis, 2004,44(6)：1017 - 1023.

［99］ Borzych-Duzalka D, Bilginer Y, Ha IS, et al；International pediatric peritoneal dialysis network（IPPN）registry. management of anemia in children receiving chronic peritoneal dialysis ［J］. J Am Soc Nephrol, 2013,24(4)：665 - 676.

[100] Ruiz-Jaramillo Mde L，Guízar-Mendoza JM，Gutiérrez-Navarro Mde J，et al. Intermittent versus maintenance iron therapy in children on hemodialysis：a randomized study［J］. Pediatr Nephrol，2004,19(1)：77-81.

[101] Ratcliffe LE，Thomas W，Glen J，et al. Diagnosis and management of iron deficiency in CKD：a summary of the NICE guideline recommendations and their rationale［J］. Am J Kidney Dis，2016,67(4)：548-558.

[102] Tsubakihara Y，Nishi S，Akiba T，et al. 2008 Japanese Society for Dialysis Therapy：guidelines for renal anemia in chronic kidney disease［J］. Ther Apher Dial，2010,14(3)：240-275.

[103] Mikhail A，Brown C，Williams JA，et al. Renal association clinical practice guideline on Anaemia of Chronic Kidney Disease ［J］. BMC Nephrol，2017,18(1)：345.

[104] Nakanishi T，Kuragano T（eds）：CKD-Associated Complications：Progress in the Last Half Century［J］. Contrib Nephrol. Basel，Karger，2019,198：135-143.

[105] Musio F. Kidney Disease and Anemia in Elderly Patients［J］. Clin Geriatr Med，2019,35(3)：327-337.

[106] Ibrahim HN，Ishani A，Guo H，et al. Blood transfusion use in non-dialysis-dependent chronic kidney disease patients aged 65 years and older ［J］. Nephrol Dial Transplant，2009,24(10)：3138-3143.

[107] Zac-Varghese S，Winocour P. Managing diabetic kidney disease ［J］. Br Med Bull，2018,125(1)：55-66.

[108] 中华医学会肾脏病学分会肾性贫血诊断和治疗共识专家组. 肾性贫血诊断与治疗中国专家共识(2018 修订版)［J］. 中华肾脏病杂志,2018,34(11)：860-866.

[109] AlDallal SM，Jena N. Prevalence of Anemia in Type 2 Diabetic Patients ［J］. J Hematol，2018,7(2)：57-61.

[110] Low S，Lim SC，Wang J，et al. Long-term outcomes of patients with type 2 diabetes attending a multidisciplinary diabetes kidney disease clinic ［J］. J Diabetes，2018,10(7)：572-580.

[111] Liu XM，Dong ZY，Zhang WG，et al. Validation of the 2007

kidney disease outcomes quality initiative clinical practice guideline for the diagnosis of diabetic nephropathy and nondiabetic renal disease in Chinese patients [J]. Diabetes Res Clin Pract, 2019, 147: 81-86.

[112] Eder S, Leierer J, Kerschbaum J, et al. Guidelines and clinical practice at the primary level of healthcare in patients with type 2 diabetes mellitus with and without kidney disease in five European countries [J]. Diab Vasc Dis Res, 2019, 16 (1): 47-56.

[113] Barbieri J, Fontela PC, Winkelmann ER, et al. Anemia in Patients with Type 2 Diabetes Mellitus [J]. Anemia, 2015; 2015: 354737.